じんましんの「真」常識

はじめに

　2009年に医薬経済社から『アトピー治療の常識・非常識　〜知ってなっとく！最新治療』（医薬経済社）を出版させていただき、8年が経とうとしています。しかし、この本の内容はまだまだ色あせていないのではないかと思います。

　誰もが一度はかゆみに悩まされたことがあるのではないでしょうか？アトピー性皮膚炎では皮膚がかゆいのですが、じんましんも皮膚が非常にかゆくなります。じんましんの原因はアトピー性皮膚炎と似ている部分もありますが、似ていない部分もあります。そこで、じんましんにスポットを当てて、意外と知られていないじんましんの原因、その究明と対策をこの本で紹介できたらと思っています。
　ぜひとも、かゆみをおぼえたら、一緒にそのかゆみから解放されましょう。

2017年3月

著者　清益　功浩

目次

はじめに 3

第1章

じんましんの素朴な疑問

Q. じんましんはなぜ、蕁麻疹と書くの？	10
Q. なぜかゆい？	10
Q. 原因は？	10
Q. じんましんは遺伝しますか？	11
Q. かゆくて赤い発疹があれば、検査した方がいい？	12
Q. じんましんは治りますか？	12
Q. 妊婦ですが、薬は？	13
Q. 入浴してもいいの？	13
Q. 納豆を食べて、じんましんになりますか？	14
Q. 肉アレルギーってあるの？	14
Q. 魚を食べるとじんましんが出るような気がしますが	15
アレルギーでしょうか？	
Q. 果物を食べると、口の周りにじんましんのような	16
発疹が出ます。	
Q. シイタケを食べると痒くなるのですが…。	16
Q. 運動した時だけ、じんましんが出ます。	17
Q. 水アレルギーってある？	17
Q. 精液アレルギーってあるの？	17
Q 蚊に刺されるとなぜ、痒い？	18
Q 蚊に刺されるとてひどくなるのですが…。	18
Q 重症化する蚊アレルギーって何？	19

4

第2章

じんましんの知識を高めよう

1. じんましんとは	22
2. じんましんの起こるメカニズム	23
3. じんましんの原因と分類	28
4. 子どもと大人のじんましんの違い	30
5. じんましんの頻度	31

第3章

じんましんを診ましょう

食物アレルギー	36
食物依存性運動誘発アナフィラキシー	38
口腔アレルギー症候群	41
アスピリンアレルギー	43
接触性じんましん	43
ラテックスアレルギー	44
金属アレルギー	44
機械性じんましん	45
寒冷じんましん	45
温熱じんましん	46
日光じんましん	46
遅延性圧じんましん	47

水じんましん	47
振動じんましん	48
コリン性じんましん	48
特発性じんましん	49
じんましん様血管炎	50
色素性じんましん	50
血管性浮腫	51
Schnizler 症候群・クリオピリン関連周期熱	52
虫刺され	52
多形紅斑（多型滲出性紅斑）	53
シイタケ皮膚炎	53
丹毒	54

第4章

じんましんの検査

●問診	58
●検査	58
血液検査	59
皮膚検査	64
誘発試験・負荷試験	65

第5章

じんましんの対策と治療

1. 対策　　　　　　　　　　　　　　　　　　　　　　68

2. 食物アレルギーの対策　　　　　　　　　　　　　　　72

3. 治療　　　　　　　　　　　　　　　　　　　　　　75

治療薬薬一覧

　①抗ヒスタミン薬　　　　　　　　　　　　　　　　　79

　②H2 ブロッカー　　　　　　　　　　　　　　　　　81

　③抗ロイコトリエン薬　　　　　　　　　　　　　　　81

　④グリチルリチン製剤　　　　　　　　　　　　　　　82

　⑤ワクシニアウイルス接種家兎炎症皮膚抽出液　　　　82

　⑥ジアフェニルスルホン（DDS）　　　　　　　　　　82

　⑦抗不安薬　　　　　　　　　　　　　　　　　　　　83

　⑧トラネキサム酸　　　　　　　　　　　　　　　　　83

　⑨漢方薬　　　　　　　　　　　　　　　　　　　　　83

　⑩シクロスポリン　　　　　　　　　　　　　　　　　84

　⑪抗 IgE 抗体　　　　　　　　　　　　　　　　　　84

第1章
じんましんの素朴な疑問

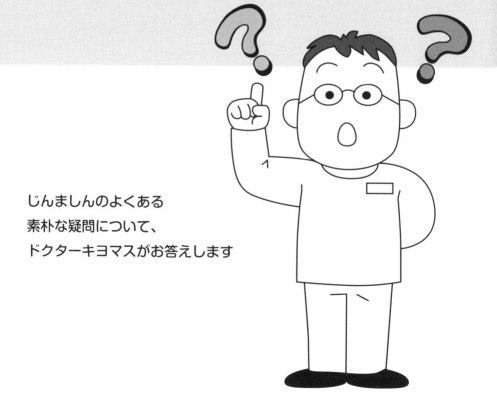

じんましんのよくある
素朴な疑問について、
ドクターキヨマスがお答えします

Q.1 じんましんはなぜ、蕁麻疹と書くの？

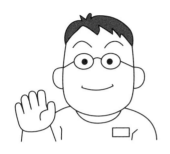

じんましんは、「蕁麻疹」と書きます。この「蕁麻」（じんま）は、日本に自生している、トゲトゲのような葉をもつイラクサの生薬名です。イラクサの茎や葉には細かい棘があり、その基部にはヒスタミンや蟻酸（蟻の死骸から単離されたので、蟻の酸）と呼ばれる物質が含まれた嚢（のう：ふくろのこと）があり、棘に触って、嚢（のう）が破れて皮膚につくと、痛くてかゆくなります。このことから、イラクサによって引き起こされる発疹を蕁麻疹としたとされています（第2章）。

Q.2 なぜかゆい？

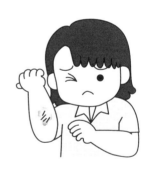

じんましんを引き起こす物質のひとつに、「ヒスタミン」と呼ばれる物質が知られています。ヒスタミンは、皮膚にあるかゆみの神経を刺激して、かゆみを引き起こします（詳細は第2章）。

Q.3 原因は？

じんましんは、アレルギー性と非アレルギー性の2種類に大きく

分けられます。アレルギー性は、食べ物、ダニ、ホコリ、花粉などでアレルギーを引き起こす物質によって誘導されるじんましんです。アレルギーのメカニズムに関しては『アトピーの常識非常識』(清益著：医薬経済社刊)に書いてありますので、ぜひご参照ください。

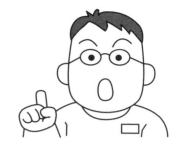

非アレルギー性は、熱さ、寒さなどの身の回りの環境によって引き起こるじんましんです。

いずれの場合も主な症状は、赤く腫れるのとかゆみです(かゆみを伴わなかったり、赤く腫れるだけということもあります)。

原因がわかればそれを除くことで、じんましんはよくなります。しかし、じんましん発症の約70％が原因不明なので、原因に対する治療ができず、治療に難渋することがあります(詳細は第2章)。

Q.4 じんましんは遺伝しますか？

アレルギーによるじんましんの場合は、遺伝することがありますが、その遺伝形式(必ず遺伝するのか、50％遺伝するのか)は判っていないことが多いです。じんましんの原因は不明なことが多いので、環境に左右されやすく、必ずしも遺伝するわけではありません。じんましんに似た発疹として、あとで詳述しますが「血管性浮腫」という発疹があります。この血管性浮腫には、遺伝するタイプがあります(詳細は第3章)。

Q.5 かゆくて赤い発疹があれば、検査した方がいい？

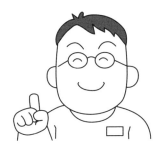

　必ずしも検査が必要ということはありません。
　素人判断を勧めるわけではありませんが、少し様子みてもいいかもしれません。たとえば、ポツポツと赤い発疹が出ても、かゆみがそれほど強くなく、咳や腹痛、嘔吐などの症状が無く、1～2時間ぐらいで徐々に発疹が鎮まってくるなら、じんましんと判断してもかまいません。その場合は検査の必要はないでしょう。
　かゆみや発疹が長引いたり、いつものじんましんの発赤と形状が違っていたなら、じんましん以外の病気の可能性が疑われます。そのときは、検査をしたほうがいいでしょう。疑われるのは、自分の組織を攻撃する病気である膠原病や免疫の異常などです。（詳細は第3章と第4章）

Q.6 じんましんは治りますか？

　短時間で治ることもあれば、治りにくいこともあります。
　多くは、薬でかゆみなどの症状を抑えることができますが、短時間、短期間で治らないような原因不明のじんましんもあり、その場合は、長期間の薬の服用が必要になります。薬を服用することで、症状が出ない状態を保つことができるようなら、最低1カ月ぐらいは薬を続けてみてもいいでしょう。症状が無い場合は、薬の服用を

Q.6 妊婦ですが、薬は？

一般的にじんましんの治療には抗ヒスタミン薬が投与されますが、妊婦の方には抗ヒスタミン薬は勧められません。

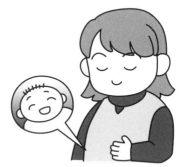

原因除去だけでよくならない場合のみ、動物実験で胎児や新生児への影響がないことが確認されている使用経験の多い薬を投与することがあります。たとえば、クロルフェニラミン、ロラタジン、セチリジンなどです（詳細は第5章と補足）。

Q.7 入浴してもいいの？

お勧めしません。

体が温まると血行が良くなるので、かゆみと赤い腫れはひどくなります。入浴はできれば避けた方がいいでしょう。入浴が必要な場合は、お湯はぬるめにしましょう。シャワーにした方がよいかもしれません（詳細は第5章）。入浴のたびにじんましんが出てくる場合は、温熱じんましん、コリン性じんましんの可能性があります（詳細は第3章）。

Q.8 納豆を食べて、じんましんになりますか？

　納豆によるじんましんはありますが、そう多くはありません。納豆でじんましんが起こるのは、大豆アレルギーと納豆アレルギーです（詳細は第3章）。

　大豆アレルギーは、食物アレルギーのひとつで、豆腐や納豆などの大豆製品を食べるとじんましんを起こします。しかし、大豆アレルギーの程度が軽い人は納豆を食べても大丈夫です。納豆は大豆を発酵させた発酵食品で、発酵により、じんましんなどのアレルギーを引き起こす力が弱くなっています。そのため、食べても大丈夫なことが多いです。納豆アレルギーは、納豆特有のγ-ポリグルタミン酸という成分が原因となって、じんましんだけでなく、嘔吐、腹痛、咳、喘鳴などの症状も見られるアナフィラキシーを起こすことがあります。このγ-ポリグルタミン酸は、納豆以外の食材や医薬品などにも含まれています。たとえば、サプリメントにも含まれているので、要注意です。そのため、成分表の確認は必要です。

Q.9 肉アレルギーってあるの？

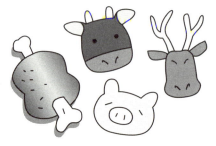

　そう多くはありませんが、あります。

　原因は、肉に含まれる成分 α-Gal によってアレルギー症状を誘発し、じんましんを起こします。この α-Gal はもともと人にあり

ません。たとえば、ある種のダニに刺されると、このα-Galが注入されることが知られており、そのため刺された人は、肉アレルギーになってしまいます。

肉アレルギーと診断された場合、牛肉、豚肉、鹿肉、羊肉などに反応してじんましんなどのアレルギー症状が出ます。ただし、鶏肉では反応しません。

参考：肉アレルギーの原因の物質α-Galは正式にはGalactose-alpha-1,3-galactose呼ばれる物質です（詳細は第3章）。

Q.10 魚を食べるとじんましんが出るような気がしますがアレルギーでしょうか？

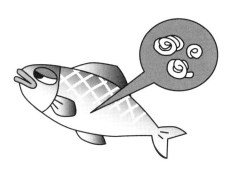

魚を食べると、じんましんが出る場合、3つの原因が考えられます。魚が原因であるアレルギー、魚に寄生する寄生虫が原因であるアレルギー、アレルギーではない仮性アレルギーです。

魚アレルギーの場合は、毎回、魚全般、白身魚のみ、青魚のみと同じような魚を食べて、じんましんが起こります。

魚に寄生する寄生虫が原因であるアレルギーは、アニサキスという寄生虫が原因で、このアニサキスに寄生した魚を食べることで、じんましんが起こります。

仮性アレルギーは、新鮮でない魚を食べてじんましんが出ます。

これは、古くなった魚に含まれているヒスタミンを食べて起こるじんましんです（詳細は第3章）。

Q.11 果物を食べると、口の周りにじんましんのような発疹が出ます。

花粉症はありませんか？

それは、口腔アレルギー症候群かもしれません。

野菜やフルーツなどを食べると、15分以内に、唇が腫れたり、舌やのどに痛み・かゆみ・不快感を感じ、

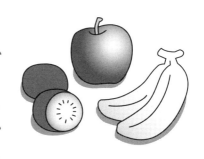

舌・のどが腫れたりする口の周りの病気を口腔アレルギー症候群といいます。口腔アレルギー症候群は、食材と花粉に共通する物質がアレルギーを起こすので、花粉症との関連があると言われています（詳細は第3章）。

Q.12 シイタケを食べるとかゆくなるのですが…。

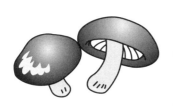

それは、シイタケ皮膚炎かもしれません。生焼けのシイタケを食べると、かゆみが出てきて、掻くことで紅斑が出現します。この紅斑は数日〜1週間は残るものの、自然に治ります（詳細は第3章）。

第 1 章　じんましんの素朴な疑問

Q.13 運動したときだけ、じんましんが出ます。

それは、コリン性じんましんと呼ばれるじんましんかもしれません。コリン性じんましんは運動して汗をかくことで、出てくるじんましんです。別名、汗アレルギーとも呼ばれ、じんましんの原因は汗とされています（詳細は第3章）。

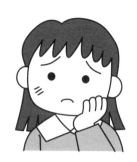

Q.14 水アレルギーってある？

稀ですが、あります。水アレルギーは2011年までに世界で100人ほどしか報告されていません。水を触ると10～20分で強いじんましんの症状が出てきますが、なぜじんましんが出るのかは不明です（詳細は第3章）。

Q.15 精液アレルギーってあるの？

稀ですが、あります。"精液アレルギー"は、イギリスの報告で約10％の女性にあるとされ、精液の成分に対してアレルギー反応を起こるとされています。性行為後、ときにはじんましんなどの全身のアレルギー症状を起こすことがあります。予防は基本的に、性行為をしないか、コンドームを使用するしかありません。コンドームを使用するときには、ラテックスアレルギーの人は、アレルギー反応を起こすので、注意が必要です。

17

Q.16 蚊に刺されるとなぜ、かゆい？

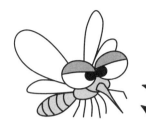

かゆみの原因は、蚊の唾液腺物質です。蚊に刺されると、ひどく腫れませんか？蚊が人を刺して血を吸うときに、蚊は唾液を体内、皮内に送り込みます。その唾液の中には、刺したときに痛みを感じさせない麻酔成分や血が空気に触れて固まるのを防ぐ作用などを持つ様々な成分が含まれています。これらの成分は蚊の唾液腺物質として知られており、腫れやかゆみの原因になっています。

Q.17 蚊に刺されるとひどくなるのですが…。

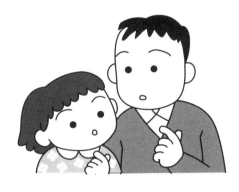

それは、蚊アレルギーかもしれません。蚊に刺された箇所が、注入された唾液腺物質に対してアレルギー反応を強く起こすことにより、ひどくなります。このアレルギー反応の強さは個人差が大きいです。このアレルギー反応には2種類あり、刺された直後からかゆみ、腫れ、発赤の出現がある早い反応（即時型反応）と刺された翌日以降に発赤、腫れ、発疹、水疱などが出現してくる遅い反応（遅延型反応）です。特に乳幼児では体温が高く、蚊に狙われやすく、遅い反応が強く起こることが多いと言われていま

す（子どもは腫れやすいです）。重症化する蚊アレルギーには注意が必要です。

Q.18 重症化する蚊アレルギーって何？

重症化する蚊アレルギーとは　蚊に刺されると発熱し、リンパ節が腫れたり、下痢をしたり、刺された部分が水泡（みずぶくれ）、血泡（ちまめのようなもの）から壊死（皮膚の細胞は壊れて黒くなること）・潰瘍（皮膚がただれ、

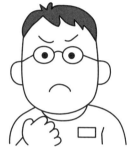

じくじくし、へこむ）まで起こってしまうことです。原因としては蚊の唾液腺物質に対する免疫とヘルペスウイルスの一種であるEBウイルスと呼ばれるウイルスに対する免疫反応が関与しています。重症の蚊アレルギーかもしれないと思ったら、医療機関でEBウイルスの検査を受けた方がいいでしょう（詳細は第3章と第4章）。

あるある質問にお答えしましたが、じんましんについて解説していきましょう。

第2章
じんましんの
知識を高めよう

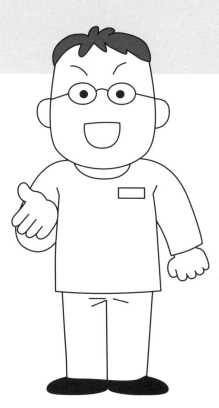

じんましんはどうして
起こるのでしょうか？
まずは、じんましんのメカニズムと
原因などについて学びましょう

1. じんましんとは

　日常生活をおくるうえで、割と身近な病気のじんましんは、5人に1人が一生のうち一度は経験したことがあると言われています。誰もが一度は経験したことがあると思われる「じんましん」。なぜ、じんましんと言うのでしょうか？じんましんは、漢字で「蕁麻疹」と書きます。

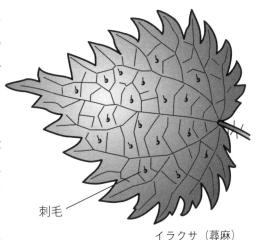

刺毛

イラクサ（蕁麻）

「蕁麻」は、多年草の植物であるイラクサのことです。花は6月から9月に咲きます。茎（茎の断面は四角形）と葉に棘のような刺毛があり、「刺草」とも書きます。この毛のような棘には、蟻酸、ヒスタミン、アセチルコリンなどの物質を含んだ嚢（のう：ふくろ）があります。そのため、棘に触わると、この嚢が破れて痛みやかゆみの成分のヒスタミンやアセチルコリン、蟻酸が出て、痛くてかゆくなるわけです。このようにイラクサ（蕁麻）によって起こる発疹から、蕁麻疹となり、平仮名で「じんましん」となったと言われています。

　ところで、蚊に刺されたことはないでしょうか？蚊に刺されると、かゆくてかゆくて、ついつい掻きむしっていませんか？掻いてもかゆみが取れず、かゆみのために、イライラしたり、寝むれなかったりします。

この症状はじんましんの症状とよく似ています。

しかし、蚊に刺されるのは、身体の皮膚が露出したところですが、じんましんでは、頭から手足の先までの全身至る所にかゆみが現れ、掻けば掻くだけ、盛り上がった赤い発疹になってしまいます。

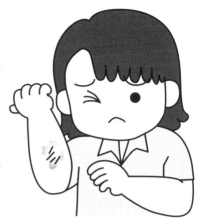

その一方、じんましんかなと思っていても、じんましんではない場合があります。よく間違って来院・受診されるのは、伝染性紅斑であるリンゴ病です。レース状カーテンの様な淡い赤い発疹が融合して現れ、かゆみも伴うことがあるので、じんましんと思いこむ患者さんがいます。

2. じんましんの起こるメカニズム

少し難しくなりますが、じんましんを正確に説明すると、赤く盛り上がったり、白く盛り上がりして、一時的に局所で起こる発疹です。発現した部分の多くは24時間以内に消えますが、時間が経つと別の場所にも発現することがあります（蚊に刺されたようなかゆみのある赤い盛り上がった発疹が全身にできると言った方が判りやすいかもしれません）。蚊に刺されるとか虫刺されとの違いは、じんましんは、24時間以内に発疹が消えてしまうことです。一方、蚊などの虫に刺されたところは、翌日も同じところに発疹、かゆみが残っています。

もう少し詳しくみていきましょう。じんましんにかかわる物質は、血液、血管、皮膚、ヒスタミンです。

　ヒスタミンは、炭素（C）と水素（H）と窒素（N）でできている活性アミンと呼ばれる物質です。体にとって必要なアミノ酸であるヒスチジンから体内で作られます。このヒスタミンは、脳内では、起きていること、記憶力、食欲の低下させる働きがあります。そのため、ヒスタミンを抑える薬（抗ヒスタミン薬）を飲むと眠くなりボーッとして注意力が散漫になり、食欲が増進されることが知られています。

　血管を流れる血液は、酸素を運ぶ赤血球、免疫やアレルギーに関わる白血球、出血を止める血小板、液体である血清と呼ばれる成分からなっています。

　じんましんで注目されるのが、白血球の一種のマストセル（mast cell）と呼ばれる肥満細胞です。ただし、太る肥満とは関係ありません。肥満細胞はアレルギーを引き起こす原因物質であるヒスタミ

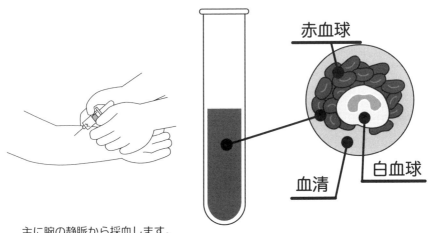

主に腕の静脈から採血します。

第2章　じんましんの知識を高めよう

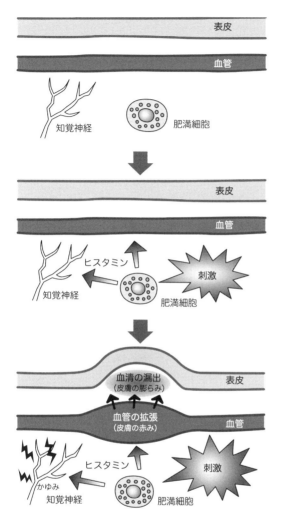

ンやロイコトリエンなどを含んでいて、体温の変動、刺激（ひっかいたりこすったり）を受け、それらの物質を血液中に放出します。するとかゆみや腫れを引き起こします。

　肥満細胞は、血液中に存在するのでなく、皮膚組織の中にあって、IgEと呼ばれるアレルギーを起こす体内タンパク質と一緒になった

状態で元気になります。前述の通り、肥満細胞は室温・体温などの変化、ひっかいたり、こすったりなどの刺激でも元気になります。肥満細胞が元気になると、肥満細胞の中にある化学物質の入った袋が細胞の外に放り出されます。この袋には、ヒスタミン、ロイコトリエンなどと呼ばれる炎症やアレルギーを引き起こす物質が入っていて、これらの物質が皮膚内にある血管に降り注がれることになります。すると、血管は管状になっているのですが、血液の流れる管の部分が大きくなり、長細い風船が膨らんだような状態になります。さらに、ヒスタミン、ロイコトリエンは皮膚にあるかゆみを感じる神経を刺激します。そのためにかゆみが起こってくるのです。

　ヒスタミンなどの物質により、血管の一部が膨らむことで、血管に小さな穴が生じ、その穴から血液の成分である血清が皮膚に流れ出し、血管が拡がった部分は血流量も増えるので、皮膚が赤くなり、皮膚と血管の間に血液の液体成分がたまるために、皮膚が盛り上がって腫れた状態になります。じんましんは、皮膚を圧迫すると、赤みは消えます。

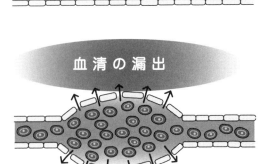

じんましんのときに、赤みが強い部分と弱い部分があって、赤みがまだらになることがあります。これは、血管の広がりと血清の溜まっている状態の違いによるものです。

第2章　じんましんの知識を高めよう

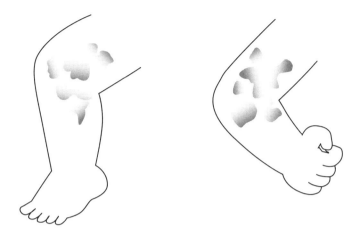

地図のようなまだらな発疹になっています。

余談：じんましんと血管性浮腫の違い

　多くのじんましんは赤みがみられるのですが、赤みがなく、盛り上がっただけの発疹もじんましんのひとつです。この赤みが少ないじんましんを、「血管性浮腫」（けっかんせいふしゅ）と呼んでいます。これは、じんましんと同様に、皮膚の血管が拡がって、血清成分が血管からにじみ出て、血管と皮膚の間に溜まっている状態なのですが、じんましんより皮膚の奥の方で起こっているので、赤みが少なく、盛り上がりが少ないのが特徴です。

　さて、じんましんの一番の特徴は、ひとつひとつの赤いまたは白くなった発疹が24時間以内に消えてしまうことです。ヒスタミンなどの物質は数分から数時間と時間とともにその刺激性は鎮まって

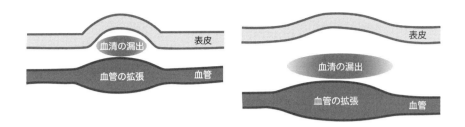

くるからです。しかし、体の別の場所でもヒスタミンの作用により同じような発疹が出てきますので、発疹が移動したようにみえることもあります。

　じんましんは、症状として、実際に目で見えるので、判りやすい疾患です。

3. じんましんの原因と分類

　じんましんは何らかの原因があって起こる病気ですが、約70％が原因不明です。わかっている原因は様々で、身近な原因であったり、珍しい原因であったり、たったひとつの原因であったり、いくつかの種類の原因が組み合わさって起こったりもします。

　たとえば、エビを食べると、毎回のようにじんましんが起こる場合は、エビが原因であると言えます。血液検査を行い、エビに対するIgEというタンパク質を測定し、陽性であれば、症状と合わせて、エビアレルギーによるじんましんと診断できます。このようにアレ

第2章　じんましんの知識を高めよう

ルギーが関与しているじんましんは、原因の特定はしやすくなります。一方、アレルギーでないじんましんは、その原因の特定は難しいと言えます。
（清益功浩著「アトピー治療の常識・非常識」　医薬経済社）

図1. かゆみの仕組み

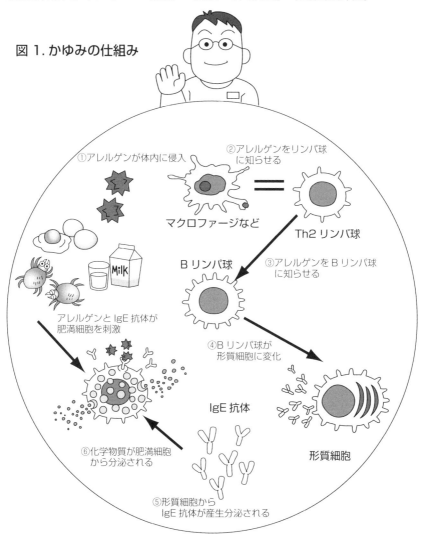

じんましんが起こっている状況が同じであれば、原因と特定することが容易になりますが、じんましんが出てくる時間が違っていたり、出たときに食事中であったり、運動していたり、休んでいるときであったり、入浴後であったりして、じんましんが出てきた状況が異なることが多いために、じんましんの原因がはっきりしないことがあります。

　じんましんは、原因が不明なことが多いとはいえ、原因や悪化因子をまずは、できる範囲で調べていくことが大切です。じんましんは以下の4つに大きく分類されます。

表1　じんましんの種類

Ⅰ. 特発性：原因不明で自発的に出現し、じんましんの多くを占めている
Ⅱ. 刺激誘発型のじんましん：特定の刺激ないし負荷により皮疹を誘発することができるじんましん
Ⅲ. 血管性浮腫：皮膚の深い部分で起こり、治りが悪い
Ⅳ. じんましん関連疾患：別の病気の症状としてじんましんがでてきます

　また、じんましんの分類は、じんましんが起こっている継続期間によって、急性と慢性に分けられます。

　急性じんましんは、発症してから1ヵ月以内に治る場合で、ほとんど良くなります。一方の慢性じんましんは、発症してから1ヵ月以上続く場合で、なかなか治りにくく、治ったと思って治療を中止したあと、じんましんがまた出れば、慢性ということになります。

4. 子どもと大人のじんましんの違い

　子どもと大人ではじんましんの特徴が異なります。
　それぞれのじんましんは第3章を参考にしてください。

第2章 じんましんの知識を高めよう

表2 子どもと大人で異なるじんましんの特徴

	子ども	大人
経過	急性が多い	慢性が多い
原因	上気道炎などの感染症 食物	ストレス 環境による要因(ダニ、金属など)
コリン性じんましん	年齢が高くなると増える	あり
食物依存性運動誘発 アナフィラキシー	年齢が高くなると増える	あり
機械性じんましん	少ない	多い
遅延性圧じんましん	少ない	多い
アスピリンじんましん	少ない	多い

実際にじんましんはどの程度あるのでしょうか？

5. じんましんの頻度

じんましんを経験している人は多く、4から5人に1人は一生のうちに一度はじんましんを経験していると言われています。その意味では、じんましんについて知っておくことは大切です。日本皮膚科学会の2007年から

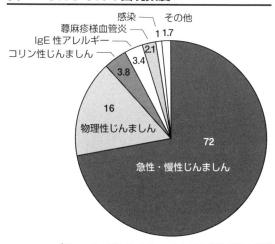

表3 じんましんの出現頻度

(Champion RH: Br J Dermatol 119:427-436, 1988)

2008 年までの調査結果では、慢性じんましんで 6 週間以上続いているのは、全人口の 0.5 ～ 1％です。じんましんの約 70％は原因不明です。

第3章
じんましんを診ましょう

じんましんにはいろいろなタイプがあります。
あなたのじんましんはどのタイプか
一緒にみてみましょう

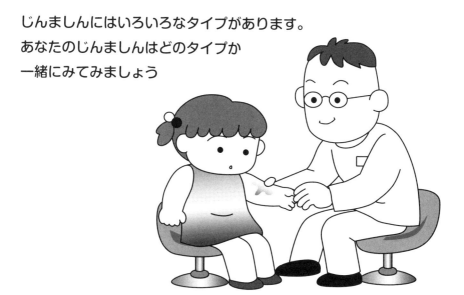

「第 2 章でみたような発疹が出てきて、かゆいです」

Q. いつから蕁麻疹が出ていますか？

□昨日からです。

Q. まずは、昨日の生活を思い出してみましょう。じんましんの出る 30 分前に今まで食べたことのないものはありませんか？

□ありました

A. それは食物アレルギーかもしれません。じんましんは初めて食べた食材によって出ることが多いですが、食べたことのある食材でもじんましんが出ることがあります。

　では食物アレルギーについて考えてみましょう。

　食物アレルギーによるじんましんは、ある特定の食材を食べることで起こってきます。多くは、食材を食べてから主に 30 分〜 1 時間以内に出てくるじんましんで、同じ食材を食べるたびに、じんましんが出ます。じんましん以外にも、口の周りの発疹、のどのイガイガ感、のどの痛み、目のかゆみ、白目が赤くなる結膜充血などの症状、咳、ゼイゼイ、ヒューヒューといった喘鳴、息がしにくい呼吸困難などの呼吸器の症状、腹痛、嘔吐、下痢などの消化器症状、意識がなくなったり、けいれんなどを起こす神経の症状、脈が乱れる不整脈、血圧が低下するショックなどの循環器の症状を起こすこともあります。皮膚以外の症状があれば、アナフィラキシーと言って、全身性の重症アレルギー症状ですので、すぐに治療した方がよいでしょう。

36

第３章　じんましんを診ましょう

補足：アナフィラキシーは、じんましん等の皮膚症状や、喘息・呼吸困難等の呼吸器症状、めまい、意識障害等の神経症状、血圧低下等のショック症状のうち、２つ以上の臓器の症状があるときに言います。

　食物アレルギーの原因となる食材を特定するためには、食べて出たと思われる製品の包装袋を持参しましょう。包装袋に成分表が付いていて、卵、乳などの成分が書かれていることが多いです。
　食物アレルギーの原因食品は、年齢によって異なります。そのため、成分表がなくても、年齢から原因食材をある程度予測することもできます。表にも示した通り、頻度の多い原因食品によって、じんましんの原因を推測していきます。たとえば、０歳の子どもの食物アレルギーでは卵が原因である可能性が高くなりますし、８歳の子どもではエビの可能性が高くなります。

表４　年齢別原因食品

年齢群	０歳	１歳	２、３歳	４〜６歳	７〜19歳	20歳以上	合計
症例数	1270	699	594	454	499	366	3882
第１位	鶏卵 62.1%	鶏卵 44.6%	鶏卵 30.1%	鶏卵 23.3%	甲殻類 16.0%	甲殻類 18.0%	鶏卵 38.3%
第２位	牛乳 20.1%	牛乳 15.9%	牛乳 19.7%	牛乳 18.5%	鶏卵 15.2%	小麦 14.8%	牛乳 15.9%
第３位	小麦 7.1%	小麦 7.0%	小麦 7.7%	甲殻類 9.0%	ソバ 10.8%	果物類 12.8%	小麦 8.0%
第４位	——	魚卵 6.7%	ピーナッツ 5.2%	果物類 8.8%	小麦 9.6%	魚類 11.2%	甲殻類 6.2%
第５位	——	——	甲殻類・果物類 5.1%	ピーナッツ 6.2%	果物類 9.0%	ソバ 7.1%	果物類 6.0%
第６位	——	——	甲殻類・果物類 5.1%	ソバ 6.9%	牛乳 8.2%	鶏卵 6.6%	ソバ 4.5%
第７位				小麦 5.3%	魚類 7.4%		魚類 4.4%

（Akiyama Hetal:Japan food allergen labeling regulation-hisory and evaluation. Adv Food Nutr Res 2011:62:139-171）

37

原因食品での特徴を表にしてみました。難しい名前がありますが、検査可能な成分もありますので、一応知っておいた方がいいかもしれません。

表5　原因食品の特徴

食材	原因	加熱に弱い成分	加熱に強い成分
鶏卵	卵白、卵黄、オルバミン、オボムコイドなど	オルバミン	オボムコイド
牛乳	乳、カゼイン、αラクトアルブミン、βラクトグロブリンなど	αラクトアルブミン、βラクトグロブリン	カゼイン
小麦	小麦、グルテン、ω5グリアジンなど	グルテン、グリアジン	
大豆	大豆、Glym4など	Glym4	
ピーナッツ	ピーナッツ、Arah2など		Arah2
肉類	牛肉、鶏肉、豚肉 α-Galが主、Bos d6（牛肉）、Gal d5（鶏肉）など		
甲殻類（エビ・カニ）	エビ、カニ、トロポミオシンアルギニンキナーゼ		トロポミオシン

補足：食物依存性運動誘発アナフィラキシー

食物依存性運動誘発アナフィラキシーとは、特定の食材を食べてから2〜3時間以内に運動すると、じんましんが現れ、さらに、ゼイゼイ、咳、呼吸困難といった呼吸器症状、嘔吐、腹痛などの消化器症状、血圧低下などの全身性アレルギー症状を現すアナフィラキシーのことです。

特定の食材として、小麦やエビが多いと言われていて、アスピリンなどの解熱剤を服用することでより起こしやすくなります。

小麦が原因の場合は、通常型と加水分解コムギ型があります。

表6　小麦が原因の通常型と加水分解コムギ型じんましん

	通常型食物依存性 運動誘発アナフィラキシー	加水分解コムギ型食物依存性 運動誘発アナフィラキシー
起こりやすい年齢	学童〜老年	20〜60代
性別による差	男女での差はなし	ほぼ女性
主な症状	じんましんなど	顔の腫れ
ショック症状	しばしば	少ないが起こりうる
加水分解コムギ 含有石鹸の使用	なし	あり(使用から1ヵ月から数年)
アレルギーを起こす 小麦の成分	ω5-グリアジン	グルパール19S
予後	小麦関連アレルゲン持続し、 治ることが少ない	石けん中止後5年後に治るのは約40%

□実は食べたのが魚でした

A. 魚が原因かもしれません。

　魚を食べて、じんましんなどの症状が出てきたときに、魚アレルギー、アニサキスアレルギー、仮性アレルギーの3つの可能性と魚卵であれば、魚卵アレルギーがあります。

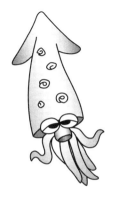
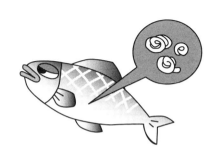

イカや魚に寄生しているアニサキス

表7　魚が原因のアレルギー

	魚アレルギー	アニサキスアレルギー	仮性アレルギー	魚卵アレルギー
メカニズム	アレルギー	アレルギー	非アレルギー	アレルギー
原因	魚全般	寄生虫	鮮度の落ちた(古い)魚	イクラなど
起こりやすい魚	頻度の多い順にサケ・マグロ・イワシ・カレイ・アジ・タイ・タラ・ブリ・サバ	イカ類やサバ、アジ、イワシなどの青魚	サバ、サンマ、カツオ、イワシ、カジキ、マグロなどのヒスチジンを多く含む魚	サケなど
頻度	日本では食物アレルギーの5%スウェーデンでは子供の食物アレルギーの39%			
原因成分	魚の筋肉に含まれるパルブアルブミン、コラーゲン	アニサキスから分泌・排泄される成分Anis1	ヒスタミン	ビテロジェニン
調理	出汁や缶詰では症状が出ないこともある	冷凍や加熱で寄生虫は死滅するも、Anis1は変化しない	ヒスタミンは加熱しても安定。調理済食品でも調理程度の加熱では分解されない	魚卵には鶏の卵白成分はないので、鶏卵を含む食材では症状は出ない

アニサキスって何ですか？

A. アニサキスとは、寄生虫で、魚に寄生しています。

　アニサキスが寄生した魚を食べると、アニサキスが胃壁や腸壁を食い破ろうとして、激しい腹痛を起こします。これをアニサキス症と言い、年間2000～3000例ぐらい発生しています。治療法は、内視鏡によるアニサキスの除去しか方法がありません。

　アニサキス自体は、冷凍や加熱に弱いので簡単に死滅してしまいます。さらに魚の調理は、60℃1分または70℃以上で加熱するか、マイナス20℃で24時間冷凍することで、アニサキスは死滅し、アニサキス症を予防することができます。

40

第3章 じんましんを診ましょう

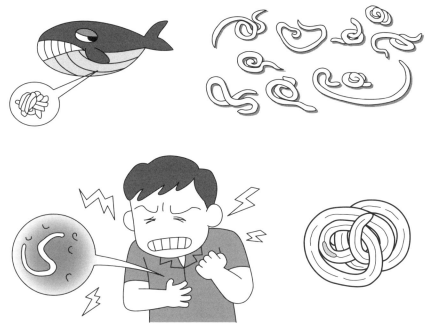

アニサキス症はイカや魚を摂取することで発症します

□果物を食べたときに、全身がかゆいわけではなく、口だけがかゆいのです

A. それは口腔アレルギー症候群かもしれません。

口腔アレルギー症候群

　口腔アレルギー症候群は花粉 - 食物アレルギー症候群と呼ばれることもあり、主に口だけにアレルギーの症状が起こる病気で、全身の症状が少ないのが特徴です。主に野菜やフルーツを食べると、15分以内に唇の腫れと発赤、舌やのどに痛み・かゆみ・不快感を感じ、ときに舌・のどの腫れといった症状が出てきます。口腔アレルギー

症候群の症状は未調理の果物や野菜を摂取すると出やすいです。口腔アレルギー症候群の原因として、果物や野菜と花粉に共通する物質がアレルギーを起こします。そのため、花粉症のある人が口腔アレルギー症候群になりやすいことがわかっています。

　注意点として、時には、口の周りだけでなく、その症状が目や鼻に広がったり、重症の場合は全身の症状としてアナフィラキシーに至ることがあります。

表8　口腔アレルギー症候群の原因食材と花粉症と関係

花粉症（原因花粉）	原因食材（アレルギー物質）
ブナ目・カバノキ科・シラカンバ属の白樺	リンゴ、モモ、サクランボ、洋ナシ、ナシ、スモモ、アンズ、イチゴ、ウメ、ビワ（以上バラ科果物）、ヘーゼルナッツ、ピーナッツ、ブラジルナッツ、ココナッツ、アーモンド、クルミ、ニンジン、セロリ、馬鈴薯、キウイ、ファンネル
スギ・ヒノキ科のスギ・ヒノキ	トマト
イネ科のカモガヤ・マグサ・オオアワガエリ	トマト、メロン、スイカ、馬鈴薯、オレンジ、セロリ、バナナ、ラテックス
キク科・ブタクサ属のブタクサ	メロン、スイカ、カンタローブ、ズッキーニ、キュウリ、バナナ
キク科・ヨモギ属のヨモギ	ニンジン、セロリ、リンゴ、ピーナッツ、キウイ

（皮膚病診療 VOL.22 No.10, 2000 oral allergy syndrome）

　この表を使うことで、スギ花粉症のある人が口腔アレルギー症候群と診断された時には、その原因食材はトマトということになります。すなわち、口腔アレルギー症候群の治療法は、原因食材を避けることです。

第3章　じんましんを診ましょう

Q. いつもと違う何か、心当たりありませんか？

□特にありません。普段と同じです。

Q1. たとえば、薬は飲んでいませんか？

□痛み止めを使いました

　アスピリンアレルギーかもしれません

表9　アスピリンアレルギー

誘発される因子	痛み止め、解熱剤、風邪薬など
原因	アスピリン
症状	じんましん
起こりやすい人	解熱鎮痛剤、風邪薬を服用
検査方法	薬の成分をチェックする。アスピリンを服用して症状が出るかどうか負荷試験
治療	アスピリンを含まない薬を使用する

Q2 たとえば、何か身につけているもの、身につけるもので最近変わったものはありますか？

□化粧品を代えました。

A. 接触性じんましんかもしれません

表10　接触性じんましん

誘発される因子	植物、化学物質、化粧品、ネコ、ゴム
原因	問診や負荷試験で特定できる
症状	原因物質が皮膚に接触後1時間以内に出現し、除くと数時間以内に消える
起こりやすい人	接触物質にアレルギーを持つ人
検査方法	原因と思われる物質を皮膚に接触させる負荷試験
治療	原因物質を除く

☐ゴム手袋をして作業をするようになりました

A. ラテックスアレルギーかもしれません。

表11　ラテックスアレルギー

誘発される因子	家庭：炊事用手袋、ゴム風船、輪ゴムなど 医療現場：医療用ゴム手袋、カテーテル、絆創膏（ばんそうこう）など
原因	天然ゴムに含まれるラテックス
症状	痒くなる、赤くなる、盛り上がった発疹、水ぶくれ（水疱）が起こり、全身にも広がることもある。アナフィラキシー（じんましん、ゼイゼイといった喘息、呼吸困難、血圧降下、嘔吐、腹痛などの重篤なアレルギー症状）
起こりやすい人	ゴムを日常的に使用する人、医師や看護師などの医療従事者、カテーテルなどの処置を受けている患者、アボカド、バナナ、クリ、キウイフルーツなどの食物アレルギーの患者
検査方法	血液検査（ラテックスに対するIgEを測定）
治療	ゴムを使用せず、ラテックスフリーの製品を使用する

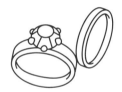

☐新しいアクセサリーをしました。

A. 金属アレルギーかもしれません

表12　金属アレルギー

誘発される因子	ピアス、イヤリング、ネックレス、ベルトバックル、腕時計などのアクセサリー
原因	ニッケル、コバルト、クロム、水銀などの金属
症状	かぶれ、かゆみ、発疹など
起こりやすい人	アクセサリーをつける女性に多い
検査方法	パッチテスト（皮膚試験）
治療	普段から身に着けるアクセサリーの材質は金、銀、プラチナ、チタンなどの安全性の高い材質の金属にする。汗をかく夏場は、不要なアクセサリーを身に着けない。運動時にもアクセサリーを身につけない

第3章　じんましんを診ましょう

Q. どんなときにじんましんが出ましたか？

□皮膚をこすったときです

A. 機械性じんましんかもしれません

表13　機械性じんましん

誘発される因子	衣服が体の動きでこすれたり、人にひっ掻かれたときなど
原因	皮膚表面を機械的にこすること、掻くこと
症状	かゆみのある発疹、じんましん
起こりやすい人	
検査方法	皮膚をこする負荷試験
治療	なるべく掻かない、ぴったりした衣服を着る

□寒い日とか冷たいものを触ったとき

A. 寒冷じんましんかもしれません

表14　寒冷じんましん

誘発される因子	冷たい水で洗いものをするとき、冷たい床を歩いたとき、エアコンの冷たい風が当たったとき、冬の季節
原因	気温の低下や冷たいものを触る
症状	冷たいものが触れたり、寒い場所でじんましんがおこる
起こりやすい人	家族性
検査方法	皮膚を冷やす負荷試験
治療	お湯で洗いものをしたり、床暖房にしたり、室温を上げる

45

□風呂上がりや体が温かくなったとき

A. 温熱じんましんかもしれません

表15　温熱じんましん

誘発される因子	入浴後、暖房器具のそば、厚着、夏の季節など
原因	気温の上昇や温かいものを触る
症状	熱いものを触ったり、温かい場所でじんましんがおこる
起こりやすい人	
検査方法	皮膚を温める負荷試験
治療	室温を下げる、入浴時のお湯の温度を下げる、エアコンを使用する

□雲ひとつなく、いい天気だったので、外出したら急に

A. 日光じんましんかもしれません

表16　日光じんましん（光過敏症）

誘発される因子	外出時、紫外線の強い4〜9月
原因	日光（特に紫外線）
症状	屋内では何ともないのに、日光に当たるとわずか数秒でかゆみと赤みが出てきて、1時間以上もじんましんが出る
起こりやすい人	
検査方法	紫外線を当てる負荷試験
治療	紫外線を予防するグッズを使用する、紫外線の多い日の外出を避ける

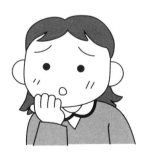

第3章　じんましんを診ましょう

□きつい衣服を着たとき

A. 遅延性圧じんましんかもしれません

表17　遅延性圧じんましん

誘発される因子	締め付けられる下着のゴム、ベルト、腕時計のバンド
原因	皮膚に対する圧力
症状	しばらく押さえられている部分にじんましんが出る
起こりやすい人	
検査方法	皮膚に圧力をかける負荷試験
治療	ゆったりとした下着、ベルトを締め付けない、腕時計のバンドを緩めにする

□水を触っていたとき

A. 水じんましんかもしれません

表18　水じんましん

誘発される因子	水に触れる
原因	水
症状	水が触れた部分にじんましんが出る
起こりやすい人	世界で100例と稀なので、基本的に起こりにくい
検査方法	水に皮膚を触れさせる負荷試験
治療	抗ヒスタミン薬、紫外線療法

□マッサージ器を使ったとき

A. 振動じんましんかもしれません

表19 振動じんましん

誘発される因子	振動するマッサージなど
原因	皮膚への振動
症状	振動するものが皮膚に触れた部分で血管性浮腫
起こりやすい人	
検査方法	振動する物を触れさせる負荷試験
治療	振動するものを使用しない。マッサージや電動のこぎりなどを使用しない

□汗をかいたら、赤い細かい発疹が出ました

A. コリン性じんましんかもしれません

表20 コリン性じんましん（汗アレルギー）

誘発される因子	入浴、運動、ストレスなどで汗をかく
原因	汗腺の近くでたまったアセチルコリン
症状	運動、入浴などの汗をかくようなときに、強いかゆみやヒリヒリした痛みのある赤い細かい発疹で出現し、数分から2時間以内に消える
起こりやすい人	運動量が多くなる年齢（小学生以上）
検査方法	血液検査（汗に対するヒスタミン遊離試験）、運動負荷試験
治療	抗ヒスタミン薬、運動を控える、免疫療法（自分の汗を皮下に注射する）

第3章　じんましんを診ましょう

□原因として全く思い当たることがありません

A. 特発性じんましんかもしれません。

表21　特発性じんましん

誘発される因子	感染症（小児に多くみられる）、ストレスなど
原因	不明なことが多い
症状	発疹
起こりやすい人	
検査方法	
治療	急性の場合は自然に治まることもあるが、抗ヒスタミン薬などで痒みを抑える（第5章を参照）

Q いつから蕁麻疹が出ていますか？

□1ヵ月経っても、じんましんが出たり消えたりします

A. 特発性（急性・慢性）じんましんかもしれません。

表22　特発性（急性・慢性）じんましん

誘発される因子	生活環境（ストレスなど）
原因	不明なことが多い
症状	発疹
起こりやすい人	成人
検査方法	
治療	生活環境を見直す、抗ヒスタミン薬などで痒みを抑える（第5章を参照）

49

□じんましんのような発疹がいつまでも消えません

A. じんましん様血管炎かもしれません

表23　じんましん様血管炎

誘発される因子	慢性関節リウマチ、膠原病、感染症（肝炎など）
原因	不明
症状	血管炎によりじんましんのような発疹が出現。盛り上がった赤い発疹は 24 時間経っても同じ場所に消えずに残り、数日してから徐々に治っていき、色が少し茶色に残る（色素沈着）
起こりやすい人	
検査方法	皮膚生検（皮膚を採取して、顕微鏡で血管炎かを確認）
治療	抗ヒスタミン薬、ステロイド薬など（内服）

□じんましんは出たり、消えたりするのですが、茶色のあざのようなものが消えません。

A. 色素性じんましんかもしれません

表24　色素性じんましん

誘発される因子	様々なちょっとした刺激
原因	正常より多い肥満細胞 遺伝子異常
症状	茶色の斑、じんましんを繰り返す
起こりやすい人	
検査方法	皮膚生検（茶色の斑の部分の皮膚を採取して、顕微鏡で肥満細胞が集まっているかどうか検査）
治療	子どもでは自然に治癒。抗ヒスタミン薬、ステロイド薬の内服など

第3章　じんましんを診ましょう

□盛り上がった発疹が出てきて、かゆいのですが、赤くありません

A. それは血管性浮腫です。

血管性浮腫は、主に皮膚の表面より体内に近い（深い）部分で、体のどこでも起こります。口やのど、舌などの粘膜の部分でも起こることがあります。治りが悪く、治るのに数日かかります。突然腫れてきますが、跡を残さずに良くなります。

表25　血管性浮腫

	外来物質起因性血管性浮腫	遺伝性血管性浮腫 / 自己免疫性血管浮腫
誘発される因子	薬剤の場合は、内服中もしくは服用してからしばらく（飲み始めてから1週間程度）してから出現。	歯の治療、けが、感染、疲労、ストレスなど
原因	食物、家のホコリ、ダニ、ペットのフケなど、非ステロイド性抗炎症薬（アスピリンなど）、アンジオテンシン変換酵素阻害薬、抗菌薬（ペニシリンなど）、経口避妊薬など	C1エステラーゼ阻害因子という体の中の成分の低下
症状	赤くない痒い発疹 （アンジオテンシン変換酵素阻害薬などの高血圧の薬を服用してから1週間以内に出現）	赤くない痒い発疹 のどの粘膜が腫れて気道が狭くなり、呼吸困難を起こすこともある
起こりやすい人	糖尿病でペプチジルペプチダーゼ4（DPP-4）阻害薬を内服	遺伝性、自己免疫性、がんや全身的な病気
検査方法	使用している薬物の確認	血液検査（C1エステラーゼ阻害因子や補体を測定）
治療	原因薬剤を中止（中止には薬剤の必要性を考慮）	C1エステラーゼ阻害因子の補充

Q. じんましん以外の症状はありませんか？

□関節の痛みや発熱があります

A.Schnizler 症候群やクリオピリン関連周期熱かもしれません

表26 Schnizler 症候群とクリオピリン関連周期熱

	Schnizler 症候群	クリオピリン関連周期熱
誘発される因子		生まれた時から症状が出現
原因	不明	遺伝子異常による過剰な免疫反応
症状	発疹、発熱、関節痛、骨の痛み	発熱と体のだるさ、関節痛など
起こりやすい人		
検査方法	血液検査(リウマチなどの病気を除外)	遺伝子検査
治療	対症療法	サイトカインを抑える抗体治療

じんましんと間違えられる病気がありますので、紹介します

表27 虫刺され

誘発される因子	虫
原因	ダニ、蚊、ムカデなど
症状	刺し口がみられる盛り上がった赤い発疹
起こりやすい人	
検査方法	刺し口の確認
治療	自然に治癒。抗ヒスタミン薬の内服と外用、ステロイド外用薬など

表28　多形紅斑（多型滲出性紅斑）

誘発される因子	不明
原因	単純ヘルペスウイルス、マイコプラズマ、溶血性連鎖球菌などの感染症、薬剤、食物、悪性腫瘍など
症状	円形、環状の紅斑が発生。赤い円形の発疹で、真ん中が白くなることで、的のように見える。発熱を伴うこともある
起こりやすい人	
検査方法	血液検査
治療	感染症の治療。薬剤が原因であれば薬剤を中止。自然に治癒することもあり、抗ヒスタミン薬の内服、ステロイド内服と外用薬など

注意：多型滲出性紅斑の中で、重症なタイプもあります。重症例では、皮膚だけでなく、目や口の粘膜にも水を持った発疹（水疱）、表皮がめくれることがあれば、スティーブンスジョンソン症候群または中毒性表皮壊死症と呼ばれています。スティーブンスジョンソン症候群の後遺症として失明することもあり、中毒性表皮壊死症では、死亡することもあります。

表29　シイタケ皮膚炎

誘発される因子	不明
原因	生焼けのシイタケ
症状	かゆみが生じ、掻くことで、線状に赤い発疹が出る。治るまでに数日〜1週間。
起こりやすい人	
検査方法	特になし
治療	シイタケを除去した食事

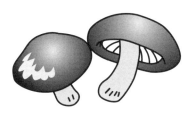

表30　丹毒

誘発される因子	ひっかき傷から溶血性連鎖球菌が侵入
原因	溶血性連鎖球菌
症状	紅斑、腫れ、痛みのある発疹。発熱を伴う。
起こりやすい人	乾燥肌
検査方法	皮膚の細菌培養
治療	抗菌薬の内服、外用薬

　じんましんを起こす病気はいろいろとある一方で、似た病気もあります。そこで、じんましんを診断するために原因を詳しく検査する方法を次の章で紹介します。

第4章
じんましんの検査

じんましんの原因を知るための検査。
どんな検査があるのでしょうか？

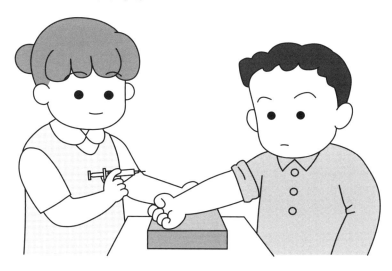

●問診

　まずは、問診です。「いつから」、「どこに」、「どんな感じ」、「どんなときに」、「どの程度の」じんましん（発疹）が出るのかなどが聞かれます（症状についてメモなどに残しておくと、問診のときに役に立ちます。発疹の状態を見るには、可能ならデジカメやスマホで写真を撮っておくともっとよいでしょう。また角度を変えて撮るとどんなふうに盛り上がっているのかが判りやすくなります）。

問診でのポイント

　じんましん（発疹）が出たときの

・環境（温度、湿度、場所、天気など）

・時間（朝、昼、夕方、夜、寝る前、午前中、午後、1日中）

・食事のメニュー、薬やサプリメントの服用状況など

・経過（1日、1週間、数週間、1ヵ月、1年など）

　これらをメモするときに、経過を含めて日記やカレンダーを使うといいかもしれません。

　一通り、問診が終わると、次は、検査になります。

●検査

　検査には、血液検査、皮膚検査、誘発検査、負荷試験、皮膚の一部を採取して検査する皮膚生検があります。目的は、原因、悪化因子、誘発因子などを探すことです。

第4章 じんましんの検査

血液検査

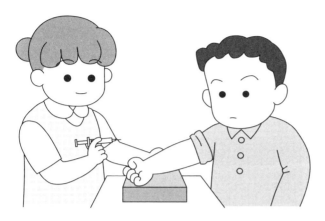

表31 じんましんを起こす病気の検査項目

検査項目	急性じんましん	慢性じんましん	感染症や膠原病
好酸球と好塩基球の数	正常または増加	正常なたは増加	正常
CRPという炎症性タンパク質	正常	正常	増加
肝臓に含まれる酵素（AST、ALT）	正常	上昇または正常	上昇または正常
IgA、IgG、IgMというタンパク質（免疫グロブリン）	正常	正常	増加または正常
IgEというタンパク質	増加または正常	増加または正常	正常
特定のものに対するIgE	陽性	陰性	陰性
自分の細胞を攻撃する抗体（抗核抗体）	陰性	陰性	膠原病で陽性
ヒスタミン遊離試験	陽性	汗で陽性#	陰性
C1エステラーゼ阻害因子の値	正常	低値#	正常
補体という免疫に関わる成分	正常	低値#	感染症で高値 膠原病で低値
凝固システム	正常	異常#	異常または正常
ピロリ菌に対する抗体	陰性	陽性#	陰性
EBウイルス感染	陰性または既往	蚊アレルギーで陽性#	陰性または既往
遺伝子検査	正常	異常#	正常

#病気によって異常を示すもの

表 32　血液検査項目の補足

好酸球	白血球のひとつでアレルギーや寄生虫感染に関与している
好塩基球	白血球のひとつで肥満細胞に似ていて、アレルギーに関与している
CRP	感染症や免疫反応が強い時に増加する体内のタンパク質
AST、ALT	肝臓に含まれている酵素で、肝炎などがあれば、血液中に多くなる
IgA	主に粘膜での防御に働く
IgM	感染後1カ月程度に見られ、初期の感染防御に働く。持続感染や再感染でも増加する
IgG	次の感染に備えて維持される抗体で、これによって感染しにくくなる
IgE	アレルゲンに対して反応して、肥満細胞などからヒスタミンを出させる
抗核抗体	細胞の中の核に対して反応する抗体で、細胞を破壊する
ヒスタミン遊離試験	試験管の中で採取した好塩基球と原因となる物質を入れて、その試験管内でのヒスタミンの量を測定する。
C1 エステラーゼ阻害因子	補体のシステムの正常化するための因子
補体（C）	病原体が侵入したときに、初期に働く免疫システムで、9 つの因子がある、そのうち、検査できるのは、C3 と C4
EB ウイルス	発見者の名前由来の Epstein-Barr ウイルスで、水疱瘡やヘルペス性口内炎の原因のウイルスと似たヘルペス属ウイルス。伝染性単核症、悪性リンパ腫の原因になる
遺伝子	細胞内の核に存在し、体を作るタンパク質のための設計図

　IgE には、原因となるものに反応して数字として上がるものがあります。花粉症であれば、「スギに対する IgE が高いですね」など言われます。原因になるもので検査できる項目を示します。

　少ない血液量で 36 項目又は 39 項目を調べることのできるセットがあります。自分の調べたい項目が複数含まれている場合は、このセットで検査すると効率よくできます。この 2 つの検査の違いは、項目が違うことと MAST-36 では採取した血液の状態によっては、数字（数値）にばらつきが出る可能性があることです。

第4章　じんましんの検査

表33　血液検査（アレルギーセット）

	MAST-36	View-39
環境	コナヒョウヒダニ ハウスダスト1	ヤケヒョウヒダニ ハウスダスト1,
動物	ネコ皮屑　イヌ皮屑	ネコ皮屑　イヌ皮屑
花粉	オオアワガエリ　スギ カモガヤ　　　ヒノキ ブタクサ混合物　ハンノキ ヨモギ　　　　シラカンバ	オオアワガエリ　スギ カモガヤ　　　ヒノキ ブタクサ　　　ハンノキ（属） ヨモギ　　　　シラカンバ（属）
カビ	カンジダ　　　アスペルギルス アルテルナリア	カンジダ　　　アスペルギルス アルテルナリア　マラセチア（属）
昆虫		ガ　ゴキブリ
職業	ラテックス	ラテックス
果物	トマト　　キウイ モモ　　　バナナ	キウイ　　バナナ リンゴ
穀物	ゴマ　　　ピーナッツ ソバ　　　大豆 小麦　　　米	ゴマ　　　ピーナッツ ソバ　　　大豆 小麦　　　米
魚・甲殻類	マグロ　　エビ サケ　　　カニ	マグロ　　サバ　　カニ サケ　　　エビ
	ミルク　　鶏肉 豚肉　　　オボムコイド 牛肉　　　卵白	ミルク　　鶏肉 牛肉　　　オボムコイド 豚肉　　　卵白

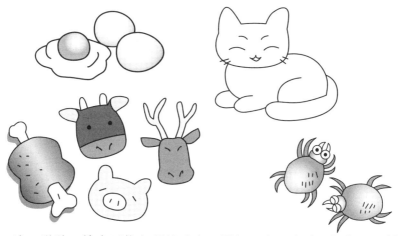

　次に単独で検査可能な項目は次の通りです。自分の知りたい検査項目は13個までです。

表34　検査できる原因項目

1. 室内塵	ハウスダスト1	ハウスダスト2	
2. ダニ	ダニ1（ヤケヒョウヒダニ） サヤアシニクダニ	ダニ2（コナヒョウヒダニ） ケナガコナダニ	アシブトコナダニ
3. 樹木花粉	スギ ハンノキ（属） ブナ（属） ヤナギ（属） クワ（属）	ヒノキ カバ（シラカンバ属） マツ（属） カエデ（属） アカシア（属）	ビャクシン（属） コナラ（属） ニレ（属） クルミ（属） オリーブ
4. イネ科食物花粉	カモガヤ ギョウギシバ ホソムギ アシ コヌカグサ（属）	オオアワガエリ オオスズメノテッポウ ナガハグサ コムギ（属）	ハルガヤ セイバンモロコシ ヒロハウシノケグサ スズメノヒエ（属）
5. 雑草花粉	ブタクサ アキノキリンソウ フランスギク ヘラオオバコ ヒメスイバ	オオブタクサ ヨモギ タンポポ（属） シロザ	ブタクサモドキ ニガヨモギ カナムグラ イラクサ（属）
6. 真菌／細菌	アルテルナアリア クラドスポリウム ヘルミントスポリウム ピティロスポリウム（マラセチア） 黄色ブドウ球菌エンテロトキシンA	カンジダ ペニシリウム マラセチア（属） トリコフィトン 黄色ブドウ球菌エンテロトキシンB	アスペルギルス ムコール
7. 動物	ネコ（フケ） ハムスター（上皮） 家兎（上皮） ブタ（上皮） セキセイインコ（羽毛） アヒル（羽毛）	イヌ（フケ） マウス ウマ（フケ） ヤギ（上皮） セキセイインコのふん ガチョウ（羽毛）	モルモット（上皮） ラット ウシ（フケ） ヒツジ（上皮） ニワトリ（羽毛） ハトのふん
8. 昆虫	ゴキブリ ミツバチ ガ	ユスリカ（成虫） スズメバチ	アシナガバチ ヤブカ（属）
9. 寄生虫	アニサキス	回虫	包虫
10. 職業性アレルゲン	絹 Hev b 6.02(ラテックス成分) イソシアネートMDI エチレンオキサイド	綿 オオバコ種子 イソシアネートHDI ホルマリン	ラテックス（ゴムの成分） イソシアネートTDI 無水フタル酸

11. 食品				
	牛乳	卵白	卵黄	オボムコイド（耐熱性卵蛋白）
	米	ソバ	コムギ	ω-5 グリアジン（小麦成分）
	オオムギ	オートムギ	ライムギ	アワ
	ヒエ	キビ	トウモロコシ	大豆
	インゲン	エンドウ	ピーナッツ	アーモンド
	クルミ	カシューナッツ	ココナッツ	ブラジルナッツ
	ハシバミ	イチゴ	リンゴ	モモ
	バナナ	メロン	オレンジ	グレープフルーツ
	キウイ	マンゴ	アボガド	洋ナシ
	トマト	セロリ	パセリ	玉ネギ
	スイカ	ニンジン	ヤマイモ	ジャガイモ
	サツマイモ	カボチャ	ホウレンソウ	タケノコ
	ニンニク	ゴマ	マスタード	麦芽
	ビール酵母	カカオ	チーズ	モールドチーズ
	α-ラクトアルブミン（牛乳成分）		β-ラクトグロブリン（牛乳成分）	
	カゼイン（牛乳成分）		グルテン（小麦成分）	
	牛肉	豚肉	鶏肉	羊肉
	エビ	ロブスター	カニ	ムラサキイガイ
	アサリ	カキ（牡蠣）	ホタテ	イカ
	タコ	サバ	アジ	イワシ
	タラ	カレイ	サケ	マグロ
	イクラ	タラコ	ヒトインスリン	ゼラチン
	Arah2（ピーナッツ成分）		Glym4（大豆の成分）	

第4章　じんましんの検査

　食材では、成分の項目を検査すると、より正確に判ります。たとえば、卵ですが、卵白とオボムコイドを検査します。オボムコイドは加熱しても変化しないタンパク質です。オボムコイドに対するIgE が陽性であれば、加熱した卵でじんましんが出る可能性があります。つまり、卵白が陽性、オボムコイドが陰性なら加熱卵を食べることができ、卵白、オボムコイドが陽性なら加熱卵を食べることができない可能性があります。

　EB ウイルスには、そのウイルスの成分に対する抗体によって、EB ウイルスの感染状態が判ります。EB ウイルスが持続的に感染している慢性活動期で蚊アレルギーを起こす可能性があるために、自分の EB ウイルスの感染状態を知っておいた方がいいでしょう。EB ウイルス感染を起こすと、ウイルスの成分で最初に抗体が作られるのは、EA と呼ばれる成分です。早期に IgG が作られ、速やかに消えていきます。次に VCA 呼ばれるウイルスの成分、最後にEBNA に対する抗体が産生され、治癒したと判断されます。したがって、EBNA 抗体が陽性にならない場合は、EB ウイルスが持続的に感染している状態ということです。病気としては慢性活動性EB ウイルス感染症、慢性疲労症候群、蚊アレルギーがあります。

表35　EBウイルスの感染状況

	EA-IgG	VCA-IgM	VCM-IgG	EBNA
感染していない	－	－	－	－
感染初期	＋＋	＋	＋＋	－
回復期	＋	－	＋	－～＋
過去に感染して治癒	－	－	＋	＋
慢性活動型	＋＋＋	－～＋	＋＋＋	－～＋

EB ウイルスの検査をしたときには、この表を活用してください。

63

皮膚検査

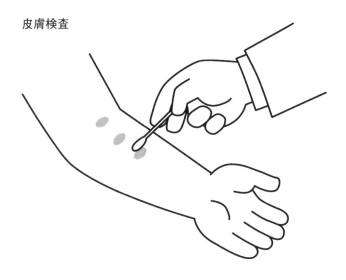

表36　5つの皮膚検査

スクラッチテスト	小さい針で皮膚をひっかいて原因と予想される物質を皮膚の表面に少し入れる
プリックテスト	小さい針を皮膚に刺して原因と予想される物質を皮膚の表面に少し入れる
皮下試験	原因と予想される物質を皮膚の中（皮下）に少し入れる
パッチテスト	原因と予想される物質を接触させる
皮膚生検	皮膚の一部を切り出して顕微鏡で観察する

●スクラッチ検査可能な物質
ダニ、ヨモギ花粉、チモシー花粉、アカマツ花粉、アキノキリン草花粉、カナムグラ花粉、カモガヤ花粉、キク花粉、クロマツ花粉、スギ花粉、ヒメガマ花粉、ブタクサ花粉、ホウレンソウ花粉、アジ、イワシ、カツオ、カレイ、キス、サケ、サバ、サンマ、タラ、ヒラメ、ブリ、マグロ、アサリ、イカ、エビ、カキ（貝）、カニ、タコ、ハマグリ、小麦粉、米、コンニャク粉、そば粉、トウモロコシ、パン、モチ米、エダマメ、キャベツ、ゴマ、シイタケ（乾）、ジャガイモ、タケノコ、タマネギ、トマト、ニンジン、ホウレン草、ラッカセイ、アーモンド、リンゴ、イースト（パン種）、ココア、チョコレート、卵黄、卵白、牛乳、犬毛、兎毛、猫毛、アサ布、イネワラ、キヌ、ハウスダスト、モミガラ、綿、アルテルナリア、アスペルギルス、カンジダ、クラドスポリウム、ペニシリウム

●皮内検査が可能な物質
カナムグラ花粉、カモガヤ花粉、スギ花粉、ススキ花粉、ヒメガマ花粉、ブタクサ花粉、アジ、イワシ、カツオ、サバ、マグロ、イカ、エビ、カニ、小麦粉、米、そば粉、大麦、トウモロコシ、エダマメ、クリ、ナシ、バナナ、リンゴ、イースト（パン種）、トウフ、ビール、カポック、ソバガラ、タタミ、アサ布、イネワラ、キヌ、ナイロン、マユ、綿布、モミガラ、アルテルナリア、アスペルギルス、カンジダ、クラドスポリウム、ペニシリウム

第４章　じんましんの検査

　血液検査、スクラッチ・プリック、皮内検査の項目を見ると、血液検査にあって、スクラッチにないものや皮内検査にないものがあり、スクラッチにあっても血液検査にないものがあるので、うまく使い分けて検査をします。血液検査では、実際の数字が表示されますが、皮膚検査では、陰性、陽性のみで、陽性はスクラッチ・プリックで４段階（1+、2+、3+、4+）、皮内検査（±、+、++）で３段階に判定されます。プリックでは、実際のもの（例えば果物など）を針で刺して、その針で皮膚を刺すことで、原因を特定することも可能です（prick-to-prick と言います）。

誘発試験・負荷試験

表37　誘発試験・負荷試験

誘発試験	寒冷じんましん	手などを冷水につけて、じんましんが出ないかどうかを検査
	温熱じんましん	手などをお湯につけて、じんましんが出ないかどうかを検査
	振動じんましん	振動するものをあてて、じんましんが出ないかどうかを検査
	水じんましん	水をさわせて、じんましんが出ないかどうかを検査
	日光じんましん	紫外線を当ててじんましんが出ないかどうかを検査
経口負荷試験	食物アレルギー	実際の原因と思われる食物を食べることで、じんましんなどのアレルギーの症状が出るか出ないかを検査
運動負荷試験	食物依存性運動誘発アナフィラキシー	運動させて症状が出ないこと、食べても症状が出ないことを確認して、食べてから15分ほど運動させて、1時間程度観察して、症状が出れば陽性
	コリン性じんましん	発汗することで発疹が出るかどうかを検査

65

第5章
じんましんの
対策と治療

じんましんのメカニズムと
原因などがわかれば、
いよいよ対策と治療です

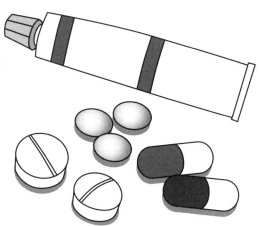

じんましんが出たときにはどうしたらいいでしょう？

1. 対策
□じんましんが出たとき
●じんましんの原因がわかっていれば、その原因を取り除くことが大切になります。じんましんの治療の基本は、かゆみと腫れを抑えることが大切になります。そこで、かゆみを抑えるには、冷やすのが一番です。また、掻くとその刺激でひどくなるので、できれば、掻かない方がいいのですが、かゆみがあるので、まずはかゆみを抑えることが重要になります。

●じんましんの出ている間は、飲酒は控えます。アルコールを摂取すると血流がよくなるので、かゆみと赤みが増します。服はできれば、密着性の少ないものがいいでしょう。ゴムの当たっている場所などでじんましんがひどくなることがあります。汗をかいているときには、温めのお湯で洗い流すといいでしょう。熱いお湯ですと、血流がよくなって、じんましんが広がり、かゆみが増します。

●じんましんが出ている自分の体調をチェックします。感染が原因になっていれば、その感染を治すと、じんましんが治ります。自分の生活の中にじんましんの原因があると思われるときは、生活を見直すことです。

●じんましんが出たときに薬を飲んでいる場合は、医師・薬剤師に相談して止めていい薬なら止めてみましょう。ただし、急に止める

第 5 章　じんましんの対策と治療

ともともとの病気が悪化する場合もあります。たとえば、ステロイド剤です。ステロイドはもともと体の中で産生され、常に一定程度体内に存在しています。薬でステロイド剤を使用していると、体内のステロイドが増加することで、体内においてステロイドを作るのを抑えた状態にしてしまいます。体内でステロイドを作っていない状態で、急にステロイド剤を止めると、体内のステロイドが急になくなってしまい、血圧などの体内のシステムが維持できなくなって、危険な状態になってしまうこともあります。このように急に止めるといけない薬もあるので、自己判断で止めないようにしましょう。

→じんましんが消えたとき

　じんましんが消えるとかゆみはなくなります。ただ、じんましんが出ていなくても、かゆみが残っている場合、掻いてしまうと、じんましんが再び出てくるということがあります。2～3日は用心しましょう。

→じんましんが消えないとき

　慢性じんましんの場合は、原因が不明で、長期にわたり、じんましんが出たり消えたりし、じんましんの出ているときにはかゆみもあります。たとえば、かゆみのため、生活に支障が出てくることもあります。かゆみのために睡眠不足となり、さらにストレスで悪化することもあります。原因不明なので治療が難しいことが多いのですが、症状を軽くしたり、抑えたりすることができますので、一度は、医療機関を受診しておきたいものです。

　冷やしてもかゆみは取れず、じんましんが消えないときには、血

69

管性浮腫、じんましん様血管炎、虫刺されなどの可能性がありますので、検査と治療を含めて医師に相談しましょう。じんましんと思っていても、じんましんでない可能性があります。

　虫刺されもかゆい発疹です。じんましんは掻くとひどくなりますので、虫刺されから掻いて、じんましんがひどくなることもあります。そこで、虫刺され対策もしておきたいものです。

●虫刺され、特に蚊に刺されたときの発疹は、何日も続くかゆみを伴います。盛り上がった発疹の中心に小さい点があれば刺し口です。虫や蚊に刺されたと考えられます。虫の中でもダニの場合は、全身の病気を引き起こすことがあります。それは、ダニは様々な病原体を持っているからです。特に、マダニには注意が必要です。マダニは、人を刺してから、しばらく皮膚に留まります。上手に除去しないと、病原体を体に入れてしまうこともあり、日本紅斑熱、ライム病、重症熱性血小板減少症候群（STFS）などの病気を引き起こすこともよくあります。マダニには十分注意しましょう。

　マダニ対策はマダニに刺されないようにすることです。
●マダニに刺されない対策
□不要な農作業や山林作業を避ける
□長袖、長ズボン、手袋などを着用する
□肌の露出部分には虫除けスプレーを使用する
□草むらや地面に直接座らない。衣類を地面に置かない
□野山、草むらに入った後は、すぐに入浴して新しい服に着替える

第5章　じんましんの対策と治療

　もし、マダニに刺されてしまった場合、そのことを医師に伝えてください。

　蚊もまた、デング熱や日本脳炎、マラリアという病気を引き起こすことがあります。さらに蚊アレルギーもありますので、蚊対策も重要です。
　蚊対策もマダニ同様、蚊に刺されないようにすることです。
●蚊に刺されないための対策
□長袖、長ズボンを着用する
□サンダルなどの素足を避ける
□虫よけスプレーを使用
□民家の庭、公園、墓地、木陰やヤブを避ける
□屋内では、蚊の駆除をする
□ボウフラなどの発生を防ぐ意味で水を溜めておかない

余談：蚊に刺されやすい人は？
①血液型ではO型…理由は不明ですが、害虫防除技術研究所の白井良和先生が2004年のJournal of Medical Entomologyで蚊はO型の血液型を好む（蚊に刺される頻度がO型で83.3％、A型で46.5％と、O型の血液型の人が刺されやすい）と報告しています。

②肥満…肥満の方は体表面積が広く、その分蚊に刺される範囲も広いということと汗をかくことで刺されやすいと言われています。

③妊婦…肥満と同様、体表面積が広いこと、妊娠後期では肺がお腹で圧迫され、呼吸数が多くなり、その分二酸化炭素を発生しやすくなること、体温が高いことが理由と言われています。

④子ども…子どもは体温が高く、代謝がさかんであること、そして汗をかきやすいことが理由です。

⑤アルコールを飲む…飲酒することで、皮膚の血管が拡張し、体温が上昇することと汗をかくことが理由です。

⑥黒い服を着る…蚊は夜行性のため、暗い色を好むことが理由として考えられています。

⑦日焼けしている人…蚊は白と黒の色を感知し、黒色を好むためです。

⑧運動している人…運動による汗と二酸化炭素の排出が理由と言われています。

　まとめると、蚊に刺されやすくなる主な要素は、汗・体温が高い・体表面積が広い・黒色の４点です。

2. 食物アレルギーの対策

　食物アレルギーでのじんましんは、原因食材を食べないと症状は出ません。どの程度なら食べることができるかには個人差がありますが、一般的な対策を紹介します。

□卵アレルギーの場合

　血液検査をしたあとの対策として
●オボムコイドと卵白に対する IgE 陽性反応を示している人…ケー

第5章　じんましんの対策と治療

キやクッキーなどの卵を含む物でかゆくなることがあります。よって、卵そのものと卵を含むものをすべて食べない方がいいでしょう。

●卵白に対する IgE 陽性反応で、オボムコイド陽性反応は弱い人…卵焼き、オムライスなどの卵の料理でかゆくなることがあります。よって、卵を含む程度なら少し大丈夫ですが、卵料理や卵そのものは食べない方がいいでしょう

●卵白に対する IgE 陽性反応、オボムコイドは陰性反応である人…生卵だけを食べるとかゆくなることがあります。よって、生卵はだめですが、火を通せば食べることができるかもしれません

卵白、卵黄、オボムコイドに対する IgE の数字が下がっている場合は、徐々に摂取する卵の含まれる量を増やしていくことで、卵を食べてもじんましんが出なくなることがあります。

□乳アレルギーの場合

　血液検査で、乳、カゼイン、αラクトアルブミン、βラクトグロブリンに対する IgE をみます。カゼイン、αラクトアルブミン、βラクトグロブリンは乳の成分です。人工乳は牛乳から作られますので、乳アレルギーは年齢によって対応が変わってきます。

●乳児で、牛乳アレルギーがある場合…ミルク（人工乳）は、牛乳が成分です。

　したがって、ミルクアレルギー用のミルク（ミルクの成分を細かく分解した加水分解乳・ペプチドミルク、大豆成分）を使いましょう。

● ケーキやクッキーなどの牛乳を含むものでかゆくなる人…牛乳そのものと乳製品一般、そして乳成分を含むものをすべて食べない方がいいでしょう。

73

●ヨーグルトやチーズなどの乳製品でかゆくなる人…乳成分を含む程度なら少し摂取しても大丈夫ですが、乳製品や牛乳そのものは食べない方がいいでしょう。

●牛乳だけを飲むとかゆくなる人…牛乳・ミルクはだめですが、それ以外は大丈夫でしょう

また、カゼインに対するIgE陽性反応がある人では、加熱しても、発酵食品でも症状が出る可能性があります。

□小麦アレルギー

小麦製品を控えることが対策となりますが、小麦アレルギーの症状に応じて、少量でもアナフィラキシーを起こす場合は、完全除去が必要になりますし、多く食べてじんましんが少しだけ出る人は、症状の出ない程度の制限ですみます。また、小麦だけでなく、グルテンを使用した製品にも注意が必要になります。ただし、醤油などの調味料、麦茶、麦芽糖では問題ないことが多いことも知られています。

□大豆アレルギー

大豆及び大豆製品を控えることが対策ですが、納豆や豆腐などの大豆加工品の場合はアレルギーを起こす強さが弱まることがあります。大豆は加熱しても、アレルギーを起こす力は弱くならないといわれていますが、加工品になると、弱くなります。そこで、アレルギーの起こす強さを示すと、（【1】が1番強いのですが）、

【1】大豆油・おから・ピーナッツ

【2】インスタント食品や揚げ菓子で大豆油を使用したもの

【3】納豆・あん・きなこ

第5章　じんましんの対策と治療

【4】豆腐・醤油（しょうゆ）・みそ・豆乳
の順番です。

　豆腐に比べると豆乳など加工の程度が弱いものに Glym4 は含まれていて、カバノキ花粉症の人では、豆乳でアレルギーの症状が出ることが知られています。

　多くの食物によるじんましんは、原因となる食材を除去するのが望ましいのですが、除去が難しい食材については、その程度によって見極めながら食べていくことが必要になります。成人に多い食物アレルギーの原因で自然に治癒しにくいのは、甲殻類や魚、ソバなどで、対策としては原因食材の除去が望ましいことになります。

3. 治療

　じんましんの治療は、じんましんの種類を特定することから始まります。じんましんの原因になる病気があれば、その病気を治療する必要があります。じんましんの原因が特定できれば、原因を除去するだけでじんましんは治ります。誘発因子、悪化因子を避けるだけでも治っていきます。しかし、それでもなかなかじんましんが鎮まらないときには、治療薬を使います。

〈治療薬〉
①抗ヒスタミン薬

　じんましんと診断されると、まずは、一番の原因であるヒスタミンの作用を抑えます。ヒスタミンを抑える薬には抗ヒスタミン薬があります。ヒスタミンはかゆみの原因になる物質ですが、脳内では、記憶、食欲低下、覚醒に必要です。そのため、抗ヒスタミン作用で

覚醒を抑えることになるので、眠くなります。

（補足）抗ヒスタミン薬で効果がない場合、H_2 ブロッカーを使います。H_2 ブロッカーは、抗ヒスタミン薬の効果を高める作用があるからです。子どもでも効果があることを著者は小児科臨床という小児科専門雑誌に報告しました。副作用も少なく、治療には有効と考えています。

②免疫療法

　免疫療法は、原因となる物質を継続的に症状を起こさない程度の量で、主に皮下注射で行い、原因となる物質に反応しなくなるようにする治療方法です。気管支喘息に対してダニの成分を皮下注射する皮下免疫療法、アレルギー性鼻炎に対してダニまたはスギ花粉の成分を舌下に投与する舌下免疫療法または皮下免疫療法が行われています。食物アレルギーでは経口免疫療法が試みられています。

③ステロイド薬

　ステロイド薬で効果のある症例はありますが、万能ではありません。長期に使用した場合は、低身長症、肥満症、高血圧症、骨粗しょう症、感染症になりやすいなどの副作用が問題になります。そのため、副作用の出ない程度に使用することが効果的です。長期にステロイド薬を使用しても効果が得られにくいことは知られていますので、ステロイド治療は、他の薬で効果がない場合、短期間に使用することが望ましいです。また、じんましんの原因に膠原病と呼ばれる病気があれば、ステロイド薬の効果があります。

第5章　じんましんの対策と治療

④外用薬（塗り薬）

抗ヒスタミン薬を含む外用薬はかゆみを和らげます。血管性浮腫や血管などに炎症のあるときにはステロイド外用薬が使用されます。外用薬よりは内服薬の方が効果は高いです。

⑤抗菌薬

じんましんの原因として、細菌感染がある場合に、効果が期待されます。ピロリ菌が関与している慢性じんましんには、ピロリ菌に効果のある抗菌薬で除菌を行います。マイコプラズマという病原体によるじんましんにはマイコプラズマに対する抗菌薬を使用します。

⑥抗ロイコトリエン薬

肥満細胞が出す化学物質の中にロイコトリエンがあります。血管性浮腫にはロイコトリエンがかかわっていることがあります。抗ロイコトリエン薬は、血管性浮腫に効果があると言われています。しかし、日本では血管性浮腫への抗ロイコトリエン薬の使用は保険で認められていません。

⑦抗 IgE 抗体

海外では、じんましんの原因になる IgE というタンパク質に対する抗体（抗 IgE 抗体）を皮下注射することで、治りにくいじんましんが軽快したという報告もあります。この抗 IgE 抗体は、IgE の機能を抑える作用があります。IgE が関与しているじんましんには、実際に効果があったと報告されています。現在、抗 IgE 抗体は日本ではじんましんに保険適応されておらず、気管支喘息のみ保

77

険適応となっています。じんましんのある気管支喘息の患者で、喘息にもじんましんにも効果のあったことが報告されています。

⑧免疫抑制薬

免疫抑制薬であるシクロスポリンが有効であることもありますが、現在、日本では保険適応されていません。今後、期待されている治療薬です。このシクロスポリンは、もともとは移植での拒絶反応を抑えるために使われていましたが、成人の難治性アトピー性皮膚炎での効果が報告されています。

参考

表38　欧州のじんましんガイドラインの治療方法

ステップ1	非鎮静性抗ヒスタミン薬を使用 2週間で効果が無い場合はステップ2へ
ステップ2	非鎮静性抗ヒスタミン薬4倍量まで増量 1～4週間で効果が無い場合はステップ3へ
ステップ3	非鎮静性抗ヒスタミン薬を追加、または他の非鎮静性抗ヒスタミン薬への変更する この段階で、増悪時にはステロイド3～7日間内服する 1～4週間で効果が無い場合はステップ4へ
ステップ4	免疫抑制薬のシクロスポリンA、H_2ブロッカー、抗IgE抗体 この段階で、増悪時にはステロイド3～7日間内服する

表39　日本のじんましんガイドラインの治療方法

①抗ヒスタミン薬	通常量　適宜、他剤への変更、増量
②補助的治療薬	H_2ブロッカー、抗ロイコトリエン薬、ワクシニアウイルス接種家兎炎症皮膚抽出液（注射）、グリチルリチン製剤（注射）、ジアフェニルスルホン、抗不安薬、トラネキサム酸、漢方薬など
③ステロイド薬	プレドニゾロンというステロイドで5～15mg/日　内服
④試行的治療	免疫学的治療 （シクロスポリン、プレドニゾロン20mg/日以上のステロイド）

第５章　じんましんの対策と治療

〈補足〉治療薬一覧

1. 抗ヒスタミン薬

　第１世代に分類される杭ヒスタミン薬の特徴は、効果持続が短い、副作用として中枢抑制作用、抗コリン作用があり、眠気、胃腸障害、口渇、めまい、頭痛があり、車の運転をする人、危険な作業をする人は注意して内服する必要があります。

表40　抗ヒスタミン薬　第１世代

一般名	先発製品名	製剤	主な副作用
ジフェンヒドラミン	レスタミンコーワ ベナパスタ レスタミンコーワ・ベナ レスカルミン・ハイスタミン	クリーム 軟膏 錠（10mg） 散　注射	皮膚の発赤腫脹、湿潤、かゆみなど 動悸、めまい、倦怠感、頭痛、眠気、過敏症、口渇など
テオクル酸ジフェニルピラリン	プロコン	散 注射	発疹、めまい、倦怠感、眠気、口渇など
塩酸シプロヘプタジン	ペリアクチン	散、錠（4mg） シロップ	錯乱、幻覚、痙攣、無顆粒球症、眠気、発疹、注意力低下、焦燥感、興奮など
塩酸ヒドロキシジン	アタラックス	錠（10mg、25mg） 注射	肝機能障害、黄疸、不安、眠気、倦怠感、興奮、錯乱、不眠、傾眠など
パモ酸ヒドロキシジン	アタラックスP	錠 注射 散	肝機能障害、黄疸、不安、眠気、倦怠感、興奮、錯乱、不眠、傾眠など
塩酸ホモクロルシクリジン	ホモクロミン	錠（10mg）	発疹、頭痛、めまい、眠気、悪心・嘔吐、口渇など
酒石酸アリメマジン	アリメジン	シロップ(0.5mg/mL) 散 錠（2.5mg）	発疹、顆粒球減少、眠気、めまいなど
塩酸プロメタジン	ピレチア ヒベルナ	細粒・散 錠・糖衣錠(5mg、25mg) 注射	2歳未満の乳幼児は禁忌 悪性症候群、乳児突然死症候群、乳児無呼吸発作、発疹、光線過敏症、肝障害、低血圧など
マレイン酸 d-クロルフェニラミン	ポララミン	散・錠（2mg） シロップ、DS 注射	新生児禁忌 痙攣、錯乱、再生不良性貧血、発疹、光線過敏症、鎮静、神経過敏、頭痛、焦燥感、複視、口渇など
マレイン酸 dl-クロルフェニラミン	クロダミン アレルギン クロール・トリメトン	シロップ 散 注射	新生児は禁忌 痙攣、錯乱、再生不良性貧血、発疹、多尿、排尿困難、神経過敏、頭痛、焦燥感、複視、口渇など
塩酸トリプロリジン	ベネン	錠（1mg） シロップ	動悸、めまい、倦怠感、頭痛、眠気など

79

第2世代に分類される抗ヒスタミン薬の特徴は、第1世代に比べて効果持続が長く、中枢抑制作用は少なくなり、抗コリン作用も少ない。

表41　抗ヒスタミン薬　第2世代

一般名	先発製品名	製剤	主な副作用
フマル酸ケトチフェン	ザジテン	シロップ (0.2mg/mL) DS カプセル（1mg）	痙攣、興奮、肝機能障害、黄疸、過敏症、眠気、倦怠感など
アゼラスチン	アゼプチン	顆粒 錠（0.5mg・1mg）	眠気、倦怠感、口渇、食欲不振、腹部痛、顔のほてりなど
オキサトミド	セルテクト	DS 錠（30mg）	肝炎、肝機能障害、黄疸、過敏症、椎体外路症状（意志の関係ない動き）、眠気、嘔気など
メキタジン	ゼスランまたはニポラジン	小児用細粒 錠（3mg）	肝機能障害、黄疸、発疹、光線過敏症、眠気、倦怠感、口渇など
塩酸フェキソフェナジン	アレグラ	錠（30mg） 錠（60mg）OD DS	肝機能障害、黄疸、睡眠障害、頭痛、めまいなど
塩酸エピナスチン	アレジオン	錠（10mg） 錠（20mg） DS	眠気、口渇、倦怠感、嘔気など
エバスチン	エバステル	錠（5mg・10mg）	肝機能障害、黄疸、眠気、倦怠感、頭痛、口渇など
塩酸セチリジン	ジルテック	錠 DS	痙攣、肝機能障害、黄疸、眠気、倦怠感、口渇など
塩酸レボセチリジン	ザイザル	錠 シロップ	痙攣、肝機能障害、黄疸、眠気、倦怠感、口渇など
ベポタスチン	タリオン	錠（5mg・10mg） OD	白血球変動、眠気、口渇、悪心・嘔吐、下痢など
エメダスチン	レミカット、ダレン	Cap（1mg・2mg）	眠気、倦怠感、頭痛、しびれ感、ふらつき、耳鳴など
塩酸オロパタジン	アレロック	錠（2.5mg） 錠（5mg）OD DS	肝機能障害、黄疸、眠気、倦怠感、口渇、腹部不快感など
ロタラジン	クラリチン	錠（10mg）OD DS	てんかん、肝機能異常、黄疸、眠気、倦怠感、腹痛など
デスロラタジン	デザレックス	錠（5mg）	眠気、白血球増多、血中コレステロール上昇など
ビラスチン	ビラノア	錠（20mg）	眠気、口渇、頭痛

DS　ドライシロップ
OD　口腔崩壊錠

第2世代のなかでも、塩酸フェキソフェナジンがもっとも中枢抑制作用が少なく眠くなりにくいとされている。

第5章　じんましんの対策と治療

2. H₂ ブロッカー

　主に胃で胃酸を抑える薬。そのため、じんましんに対して保険診療の適応外ですが、効果がある例が知られている。

表42　H₂ ブロッカー

一般名	先発製品名	製剤	主な副作用
ファモチジン	ガスター	散 錠（10mg、20mg） D錠　注射	汎血球減少、貧血、肝機能障害、黄疸、意識障害、けいれんなど
ラニチジン	ザンタック	錠（75mg、150mg）	汎血球減少、貧血、肝機能障害、黄疸、発疹、便秘、下痢など
シメチジン	タガメット	細粒 錠（200mg、400mg） 注射	汎血球減少、貧血、肝機能障害、意識障害、けいれん、腎障害、発疹、女性化乳房など
ロキサチジン	アルタット	カプセル(37.5mg、75mg) 注射	汎血球減少、貧血、肝機能障害、黄疸、好酸球増多便秘など
ニザチジン	アシノン	Cap(75mg、150mg) 錠（75mg、150mg）	汎血球減少、貧血、肝機能障害、発疹、便秘など
ラフチジン	ストガー、プロテカシン	錠(5mg、10mg)	肝機能異常、黄疸、頭痛、眠気、不眠など

3. 抗ロイコトリエン薬

　じんましんとしては保険診療の適応外ですが、血管性浮腫での効果が報告されています。

表43　抗ロイコトリエン薬

一般名	先発製品名	製剤	主な副作用
プランルカスト水和物	オノン	DS カプセル	肝機能障害、発疹、嘔気、嘔吐、腹痛など
モンテルカスト	キプレス シングレア	細粒 チュアブル、錠	肝機能障害、黄疸、皮疹、頭痛、傾眠、下痢、腹痛など

DS　ドライシロップ

81

4. グリチルリチン製剤

　肝機能異常の改善や発疹、皮膚炎、円形脱毛症、口内炎に使用されます。慢性じんましんのへの効果は 30 ～ 40％です。

表44　グリチルリチン製剤

一般名	先発製品名	製剤	主な副作用
グリチルリチン製剤	グリチロン ミノファーゲン	錠（25mg） 注射	アルドステロン症、ミオパシーには禁忌 血液中のカリウムの低下、血圧上昇

5. ワクシニアウイルス接種家兎炎症皮膚抽出液

　作用機序は不明ですが、帯状疱疹後神経痛、腰痛症、頸肩腕症候群、肩関節周囲炎、変形性関節症などの痛みに使われます。

表45　ワクシニアウイルス接種家兎炎症皮膚抽出液

一般名	先発製品名	製剤	主な副作用
ワクシニアウイルス接種 家兎炎症皮膚抽出液	ノイロトロピン	錠（4単位） 注射	過敏症、嘔吐、口渇、眠気、めまいなど

6. ジアフェニルスルホン（DDS）

　慢性じんましんでは、抗ヒスタミン薬との併用で効果が高いとの報告があります。しかし、内服中に、発熱、紅斑、貧血、肝機能障害を起こす DDS 症候群があります。注意して使用する必要があります。

表46　ジアフェニルスルホン（DDS）

一般名	先発製品名	製剤	主な副作用
ジアフェニルスルホン	レクチゾール プロトゲン	錠（25mg）	DDS症候群、血液障害、発疹、頭痛など

7. 抗不安薬

心理テストで高得点を示す、心理面がじんましんに関与している場合に、抗不安薬の併用で改善したとの報告があります。抗不安薬にはいろいろありますが、眠気などの副作用があります。

8. トラネキサム酸

じんましんの一部には、血を止める凝固システムの異常があります。そうしたじんましんに効果があることが予想されています。

表47　トラネキサム酸

一般名	先発製品名	製剤	主な副作用
トラネキサム酸	トランサミン	散 錠（250mg　500mg） カプセル（250mg） シロップ 注射	禁忌：トロンビン投与中 過敏症、悪心、食欲不振、下痢、胸焼け

9. 漢方薬

抗ヒスタミン薬で効果が不十分な場合に併用されることがあるものの、じんましんに対する効果がはっきりしている漢方薬はありません。現時点では、他に方法が無い場合に考慮されます。

たとえば、「葛根湯」「十味敗毒湯」「大柴胡湯」「消風散」「茵陳五苓散」「茵陳蒿湯」「大柴胡湯去大黄」「桂麻各半湯」があります。

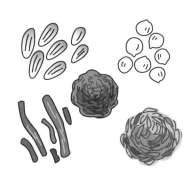

10. シクロスポリン

　移植などに使用される免疫抑制薬です。じんましんの中には、IgE というアレルギーを起こす免疫タンパク質に対する自己抗体が産生され、免疫機能が亢進して引き起こるじんましんがあります。シクロスポリンは自己抗体の産生を抑制するので、有効性が報告されています。副作用としては、腎毒性があるために、腎機能障害、高血圧に注意が必要です。また、消化器障害、知覚異常、多毛症なども知られています。

表48　シクロスポリン

一般名	先発製品名	製剤	主な副作用
シクロスポリン	サンディミュン ネオーラル	カプセル 内用液	腎障害、高血圧、多毛など

11. 抗 IgE 抗体

　じんましんの原因のひとつである IgE の機能を抑えるための抗体で、自己抗体とは異なります。難治性の気管支喘息で使用されています。海外では、じんましんに使用され、効果が報告されています。

表49　抗 IgE 抗体

一般名	先発製品名	製剤	主な副作用
オマリズマブ	ゾレア	皮下注	腫れなど

第 5 章　じんましんの対策と治療

参考文献

一般社団法人日本アレルギー学会　「アレルギー総合ガイドライン 2013」協和企画

日本小児アレルギー学会食物アレルギー委員会「食物アレルギー診療ガイドライン 2016」 協和企画

日本皮膚科学会「蕁麻疹診療ガイドライン」日本皮膚科学会雑誌 2011

清益功浩「アトピー治療の常識・非常識〝知ってなっとく！最新治療」2009　医薬経済社

清益功浩「小児アレルギー疾患診療ハンドブック」 2015　中外医学社

じんましんの真常識

2017 年 4 月 5 日　第 1 刷発行

著　者　清益功浩
発行者　藤田貴也
発行所　株式会社医薬経済社
　　　　〒103-0023
　　　　東京都中央区日本橋本町 4-8-15 ネオカワイビル 8 階
　　　　電話番号　03-5204-9070
　　　　URLhttp://www.risfax.co.jp
イラスト安良岡和美
装　丁　佐々木秀明
印　刷　モリモト印刷株式会社

©Takahiro Kiyomasu 2017, Printed in Japan
ISBN コード：978-4-902968-61-3

※定価はカバーに表示してあります。
※落丁本・乱丁本は購入書店を明記のうえ、送料弊社負担にて弊社宛にお送りください。送料弊社負担にてお取替えいたします。
※本書の無断複写（コピー）は著作権上の例外を除き、禁じられています。